AF321126

ÉTUDE COMPARATIVE

DES

SELS PHOSPHATÉS

USITÉS EN THÉRAPEUTIQUE

ET DES

GLYCÉROPHOSPHATES

PAR

G. BRUEL

PHARMACIEN DE 1ʳᵉ CLASSE

PARIS

TYPOGRAPHIE A. HENNUYER

RUE DARCET, 7

1894

ÉTUDE COMPARATIVE

DES SELS PHOSPHATÉS

USITÉS EN THÉRAPEUTIQUE

ET DES GLYCÉROPHOSPHATES

La thérapeutique a employé le phosphore sous presque toutes ses formes dans le traitement des maladies : phosphoré métalloïdique, phosphures, phosphates insolubles, phosphates solubles, hypophosphites.

Les effets obtenus démontrent l'utilité des médicaments à base de phosphore. Ces médicaments sont excitants et réparateurs ; ils facilitent la diurèse à tel point, qu'un éminent médecin des hôpitaux de Paris nous disait : « Les phosphates font suer. »

L'action dissolvante qu'exercent les phosphates sur l'acide urique en fait des éliminateurs des déchets organiques. C'est le médicament par excellence des cachexies, aussi bien des cachexies de l'enfance que des cachexies séniles.

La médication par le phosphore est une médication héroïque, à indications si nombreuses que le médecin est intéressé à avoir sous la main une préparation phosphatée aussi parfaite que possible.

Le phosphore et les phosphures sont peu maniables, les doses employées ne pouvant dépasser un certain nombre de milligrammes. On ne peut, du reste, attendre de ces formes de médicament que certains effets vaso-moteurs, qui influent sur la nutrition générale sans apporter de matériaux nutritifs. Sont justiciables de ces préparations médicamenteuses certaines affections nerveuses et quelques maladies de la peau.

Toute maladie suivie d'une grande perte de phosphates par désassimilation des matières phosphatées de l'économie, ne peut être utilement modifiée par de pareils médicaments. Elle ne peut être traitée avantageusement si l'on ne donne un médicament phosphaté dans lequel le phosphore existe à doses réellement réparatrices, l'effet vaso-moteur restant constant pour des doses physiologiquement équivalentes.

Dans les préparations phosphatées, les pouvoirs physiologiques et toxiques du phosphore sont atténués de la même façon que ceux de l'iode dans

a

les iodures. L'action physiologique du corps simple persiste néanmoins et l'effet thérapeutique est augmenté par l'assimilation d'une plus grande quantité de phosphore qui répare ainsi les pertes occasionnées par la maladie ; d'où double résultat : effet réparateur et effet curatif.

L'avantage reste donc aux produits phosphatés. Nous allons examiner les produits oxygénés du phosphore usités, les comparer entre eux, et, au moyen de ce parallèle, établir quel est celui qui présente au plus haut degré la facilité de s'assimiler au corps humain, sans produire sur les organes digestifs et sur les tissus d'effet nuisible.

COMPOSÉS OXYGÉNÉS DU PHOSPHORE

Les composés oxygénés du phosphore usités sont les *hypophosphites* et les *phosphates*.

I. HYPOPHOSPHITES

Les hypophosphites sont des sels solubles, déliquescents, peu stables. Chauffé dans un tube à essai, l'hypophosphite de chaux dégage de l'hydrogène phosphoré spontanément inflammable. Ils sont très avides d'oxygène, se transforment en phosphates dans l'économie et sont de ce fait nuisibles à l'hématose. Un corps très avide d'oxygène, mais donné à doses infinitésimales, comme le phosphore ou le phosphure de zinc, ne produit pas d'inconvénients appréciables.

Les hypophosphites sont donnés à la dose de 1 à 2 grammes par jour, et cette action sur l'hématose n'est plus négligeable. Ils sont, de plus, très déliquescents.

Malgré la faveur dont les préparations aux hypophosphites ont joui jusqu'à ce jour, nous les considérons comme de mauvais médicaments.

II. PHOSPHATES

Les phosphates employés sont les *pyrophosphates*, le *phosphate de chaux pulvérisé*, le *phosphate de chaux bibasique*, le *biphosphate de chaux* ou *phosphate acide de chaux*, le *phosphate de soude*, le *chlorhydrophosphate de chaux*, le *lactophosphate de chaux*.

Nous avons ajouté : le glycérophosphate de chaux, le glycérophosphate de soude, le glycérophosphate de magnésie.

PYROPHOSPHATES

Les pyrophosphates sont les sels de l'acide pyrophosphorique ou acide phosphorique bibasique.

Le plus important est le pyrophosphate de soude. Il est peu employé en thérapeutique a l'état pur, et sert surtout à la préparation du pyrophosphate double de soude et de fer et du pyrophosphate double de soude et de fer ammoniacal.

Ces pyrophosphates doubles sont peu solubles.

Ils ont l'inconvénient de dériver d'un acide qui n'est pas l'acide phosphorique de l'économie, et ne s'assimilent pas, l'acide phosphorique bibasique combiné ne se transformant pas en acide tribasique, ses sels étant très stables.

ORTHOPHOSPHATES

Les phosphates ou orthophosphates dérivent de l'acide phosphorique tribasique, qui est l'acide phosphorique de l'économie.

C'est lui qui existe dans la substance nerveuse à l'état de lécithine ou glycérophosphate de névrine ; dans les jaunes d'œuf, toujours à l'état de lécithine ; dans les os, à l'état de phosphate de chaux et de magnésie.

C'est lui qui existe dans les humeurs, le sérum, le lait, les urines, où il représente les déchets phosphatés provenant de la désassimilation.

C'est à lui enfin que, selon nous, on doit s'adresser pour réparer une désassimilation exagérée produite par la maladie.

Le médicament phosphaté le plus parfait sera celui qui contiendra, sous un même volume, la plus grande quantité d'acide phosphorique soluble et qui sera doué du plus faible degré d'acidité ; ce médicament produira de ce fait l'action thérapeutique la plus puissante, avec le minimum des inconvénients produits par l'acidité sur le tube digestif ou sur les tissus, s'il est administré par la voie hypodermique.

1° PHOSPHATE DE CHAUX PULVÉRISÉ

Le phosphate de chaux pulvérisé ou phosphate de chaux tribasique est une poudre blanche insoluble dans l'eau. C'est un absorbant des acides du tube gastro-intestinal. Il s'assimile difficilement, et la plus grande partie de ce médicament est rendue dans les matières fécales.

2° PHOSPHATE DE CHAUX BICALCIQUE

C'est une poudre blanche insoluble dans l'eau, mais plus facilement assimilable que le précédent, car il se dissout aisément à la faveur des acides faibles. C'est un absorbant des acides du tube gastro-intestinal.

(Ces deux phosphates étant insolubles dans l'eau, ne répondent pas au desideratum établi plus haut. Ils ont néanmoins leur utilité.)

3° BIPHOSPHATE DE CHAUX

Formule : PhO^5, CaO, $2HO + 2HO$. — Équivalent : 135.

Le biphosphate de chaux ou phosphate acide de chaux est cristallisé, déliquescent, soluble dans l'eau, mais très acide.

135 grammes de ce sel représentent 98 grammes d'acide phosphorique, et 1 gramme représente 72 centigrammes d'acide phosphorique.

Comme acidité : 135 grammes représentent 98 grammes d'acide sulfurique libre et 1 gramme représente 72 centigrammes d'acide sulfurique (SO^3, HO).

Cette acidité excessive empêche l'usage de solutions concentrées ; on est obligé de ne pas dépasser 50 centigrammes par cuillerée à bouche, et encore pareille solution agace les dents et irrite le tube digestif. En injections hypodermiques, ce sel est impraticable, son acidité déterminant des abcès.

4° PHOSPHATE DE SOUDE

Formule : $PhO^5, 2NaO$, $HO + 24 HO$. — Équivalent : 358.

Le phosphate de soude est cristallisé, efflorescent, très soluble dans l'eau, et possède une réaction alcaline.

358 grammes de ce sel correspondent à 98 grammes d'acide phosphorique, et 1 gramme à 273 milligrammes d'acide phosphorique.

Comme on le voit, ce sel contient très peu d'acide phosphorique, et ses solutions doivent être très concentrées, ce qui constitue un défaut pour les injections hypodermiques.

5° CHLORHYDROPHOSPHATE DE CHAUX

Formule : (PhO⁵, CaO, 2HO + 2 HO) + CaCl. — Équivalent : 190,5

Tel doit être l'équivalent du chlorhydrophosphate de chaux préparé suivant la formule donnée par le Codex de 1884.

Ce sel est grenu, non cristallin, et ressemble à une pâte blanche, sèche et désagrégée.

C'est un mélange de biphosphate de chaux et de chlorure de calcium.

Etant du biphosphate de chaux délayé avec du chlorure de calcium, il a les propriétés de ce premier sel, ainsi que tous ses défauts.

1 gramme de ce mélange correspond à 50 centigrammes d'acide phosphorique, et, comme acidité, à 50 centigrammes d'acide sulfurique.

Ce composé ne mérite pas la faveur dont il jouit, même quand il est bien préparé. A plus forte raison, ne peut-on avoir la moindre confiance dans les chlorhydrophosphates de chaux gélatineux de l'industrie.

6° LACTOPHOSPHATE DE CHAUX

Formule : (PhO⁵, CaO,2HO + 2HO) + C⁶H⁵CaO⁶ + 3HO). — Équivalent : 289.

C'est encore un mélange de biphosphate de chaux et de lactate de chaux, contenant moins de biphosphate que le précédent.

La dilution du biphosphate étant plus forte, le mélange contient moins d'acide phosphorique et est moins acide.

1 gramme de lactophosphate contient 33 grammes d'acide phosphorique et répond à 33 centigrammes d'acide sulfurique libre.

Ce mélange ne vaut pas mieux que le précédent.

7° GLYCÉROPHOSPHATES

Les glycérophosphates sont les sels de l'acide glycérophosphorique. Cet acide, découvert par Gobley dans les lécithines du jaune d'œuf, constitue l'acide phosphorique animal.

Il se trouve dans la substance nerveuse combiné à la névrine, et cette combinaison forme les lécithines ou glycérophosphates de névrine. Les lécithines sont assez nombreuses et varient les unes des autres par le métal qui leur est combiné.

L'acide phosphorique des os n'est analysé par nous qu'après calcination des os, et, par conséquent, après la destruction de la substance organique qui pourrait gêner une analyse faite exclusivement au point de vue minéral.

Le lait contient des glycérophosphates. L'acide glycérophosphorique est l'éther phosphorique de la glycérine ; c'est en même temps un acide bibasique par le fait de l'acide orthophosphorique, dont une acidité seule a servi à former la combinaison éthérée.

Sa formule est C⁶H⁹PhO¹², et sa formule atomique C³H⁶PhO⁹.

On l'obtient synthétiquement en faisant agir pendant plusieurs jours de l'acide phosphorique vitreux *réduit en poudre impalpable* sur la glycérine à 30 degrés, à une température de + 100 degrés centigrades. Cet acide étant bibasique, forme des sels neutres et des sels acides.

Les sels neutres de chaux et de magnésie étant peu solubles dans l'eau, nous avons porté notre choix sur les sels acides.

GLYCÉROPHOSPHATE DE SOUDE

Formule : $C^6H^8NaPhO^{12}$. — Équivalent : 194.

Sel blanc, cristallisé, faiblement acide.

1 gramme de ce sel contient 50 centigrammes d'acide orthophosphorique.

Comme acidité, 1 gramme correspond à 25 centigrammes d'acide sulfurique libre.

Pour les injections hypodermiques, nous neutralisons la solution titrée par addition à chaud de quantité suffisante de bicarbonate de soude.

GLYCÉROPHOSPHATE DE CHAUX

Formule : $C^6H^8CaPhO^{12}$. — Équivalent : 191.

Sel blanc, déliquescent, soluble dans l'eau, insoluble dans l'alcool ; se précipite de sa solution à + 100 degrés, en formant un précipité cailleboté se redissolvant à froid, ce qui le différencie du coagulum de l'albumine.

1 gramme de ce sel contient 50 centigrammes d'acide orthophosphorique.

Comme acidité, 1 gramme correspond à 25 centigrammes d'acide sulfurique libre.

On le voit, l'acidité est faible et à proportions égales d'acide phosphorique, ce sel est bien supérieur au biphosphate de chaux ; il ne provoque pas, comme ce dernier, l'agacement des dents et l'irritation du tube gastro-intestinal.

GLYCÉROPHOSPHATE DE MAGNÉSIE

Formule : $C^6H^8MgPhO^{12}$. — Équivalent : 183.

Sel blanc, moins soluble dans l'eau que le précédent.

1 gramme de ce sel contient 50 centigrammes d'acide orthophosphorique.

Comme acidité, 1 gramme correspond à 25 centigrammes d'acide sulfurique.

Si nous comparons les glycérophosphates que nous venons de décrire aux phosphates solubles, nous voyons qu'au point de vue de l'acide phosphorique :

```
1 gramme de biphosphate de chaux contient 0,72 d'acide phosphorique
    —       de chlorhydrophosphate de chaux 0,50   —          —
    —       de lactophosphate.............. 0,33   —          —
    —       de phosphate de soude.......... 0.273  —          —
    —       de glycérophosphate............ 0,50   —          —
```

Au point de vue de l'acidité :

```
1 gramme de biphosphate de chaux correspond à 0,72 d'acide sulfurique libre
    —       de chlorhydrophosphate de chaux... 0,50   —     —      —
    —       de lactophosphate de chaux........ 0,33   —     —      —
    —       de glycérophosphate.......  ..... 0,25   —     —      —
```

Si maintenant nous prenons un même degré d'acidité (effet nuisible), 72 centigrammes d'acide sulfurique, par exemple, nous voyons que, pour obtenir cet effet nuisible, il faudra employer :

```
Glycérophosphate ........................... 3ᵍ,00
Chlorhydrophosphate de chaux ................ 1 44
Lactophosphate de chaux ..................... 2 10
Biphosphate de chaux ........................ 1 00
```

Et que ces quantités de composés phosphatés contiennent les quantités suivantes d'acide orthophosphorique (effet utile) :

```
3ᵍ,00 glycérophosphate contiennent 1ᵍ,50 acide phosphorique
1 00 biphosphate de chaux ...... 0 72  —     —
1 44 chlorhydrophosphate de chaux 0 72  —     —
2 10 lactophosphate de chaux .... 0 72  —     —
```

La supériorité des glycérophosphates est donc manifeste, puisque, pour arriver au même effet nuisible produit par l'acidité, on obtient un effet utile double, produit par l'acide orthophosphorique.

Le phosphate de soude est bien inférieur aux glycérophosphates ; il contient moitié moins d'acide orthophosphorique.

De plus, au point de vue de l'assimilation, les phosphates solubles ne peuvent soutenir la comparaison avec les glycérophosphates, ces derniers entrant dans la circulation sans aucun changement et n'ayant plus qu'à se combiner à la névrine pour former une partie de la substance nerveuse, les lécithines.

PRODUITS GLYCÉROPHOSPHATÉS

DE G. BRUEL

ÉLIXIR

POLYGLYCÉROPHOSPHATÉ

de G. BRUEL

Stomachique puissant, médicament phosphaté rationnel, de beaucoup supérieur à tous les produits phosphatés existant à ce jour.

SOLUTION

DE GLYCÉROPHOSPHATE DE SOUDE

INJECTABLE

Cette solution est renfermée dans de petites ampoules de deux centimètres cubes contenant chacune une injection. Chaque boîte contient dix ampoules, soit dix injections.

DÉTAIL :

G. BRUEL, PHARMACIEN

à ARROU (Eure-et-Loir)

ET DANS TOUTES LES PHARMACIES

GROS : 9 et 11, rue de la Perle, à Paris.

MÉDICAMENTS

A BASE DE GLYCÉROPHOSPHATES

DE BRUEL

ÉLIXIR POLYGLYCÉROPHOSPHATÉ

Un de nos maîtres les plus distingués, ayant constaté les effets supérieurs des glycérophosphates, nous pria de composer un élixir contenant du glycérophosphate de soude, du glycérophosphate de chaux et du glycérophosphate de magnésie.

Il nous fit, en effet, remarquer que la perte des phosphates par suite de désassimilation se constatait au moyen des urines, et que les urines contenaient du phosphate alcalin (phosphate de soude) et des phosphates terreux (phosphate de chaux et phosphate de magnésie) ;

Qu'en outre les os sont formés par du phosphate de chaux et du phosphate de magnésie ; que c'était donc à tort qu'en voulant réparer les pertes on ne donnait que du phosphate de chaux.

Il nous demanda également d'additionner notre élixir d'élixir de Stoughton et de strychnine, de façon à stimuler l'estomac des malades et de leur permettre de mieux assimiler les glycérophosphates que contenait ce médicament.

C'est ce que nous avons fait en composant l'élixir dont voici la préparation :

Prendre :

    Glycérophosphate acide de soude......... 20 grammes.
         —   acide de chaux......... 8   —
         —   acide de magnésie...... 5   —

et les dissoudre dans :

    Eau distillée........................ 800 grammes.

Ajouter :

    Teinture amère...................... 200 grammes.

Laisser en contact pendant vingt-quatre heures et filtrer.

Formule de la teinture amère.

    Sommités d'absinthe................. 25 grammes.
    Racine de gentiane.................. 25   —
    Cannelle de Ceylan.................. 25   —
    Rhubarbe 15   —
    Cascarille.........................   5   —
    Aloès socotrin 5   —
    Alcool à 90 degrés 500   —

Faire macérer pendant huit jours en agitant fréquemment.
Passer avec expression et ajouter au liquide recueilli :

> Sirop simple...... .... 400 grammes.

Finir le litre avec de l'alcool à 90 degrés, et enfin dissoudre dans cette teinture sucrée :

> Sulfate de strychnine................... $0^g,12$

L'élixir polyglycérophosphaté contient par cuillerée à bouche :

> Glycérophosphate de soude....... .... $0^g,30$
> Glycérophosphate de chaux............. ..... 0 12
> Glycérophosphate de magnésie 0 0008
> Sulfate de strychnine 0 0003

Il contient 10 pour 100 d'alcool et se prend par cuillerée à bouche ou à café, dilué dans un verre d'eau sucrée ; de cette façon, l'acidité de l'élixir est négligeable et beaucoup plus faible que celle du vin et des autres boissons alimentaires. Il peut être donné même aux plus petits enfants.

Les résultats obtenus par plusieurs sommités médicales nous engagent à le recommander au corps médical ; sa supériorité sur toutes les préparations phosphatées existant à ce jour rend certain le bon accueil qui lui sera fait.

SOLUTION

DE GLYCÉROPHOSPHATE DE SOUDE

INJECTABLE

SOLUTION ASEPTIQUE DE GLYCÉROPHOSPHATE DE SOUDE

AU CINQUIÈME

Il y a deux ans environ, alors que les injections du professeur Brown-Séquard révolutionnaient le monde médical, l'éminent médecin qui nous demanda d'associer les glycérophosphates à la strychnine manifesta également le désir de posséder une solution aseptique et titrée de glycérophosphate de soude, afin d'en faire l'essai sur les malades de son service, à l'hôpital.

Les résultats qu'il obtint furent surprenants. Ces injections possédaient un effet suggestif aussi considérable que celui des injections de liquide testiculaire, et un effet dynamique constant, propre à l'action physiologique du glycérophosphate de soude.

Tout le monde sait qu'après sept ou huit injections, le liquide testiculaire ne produit plus d'effets appréciables et que, suivant l'époque où la trituration testiculaire a été faite, les résultats sont variables. Il est tout naturel, du reste, que les extraits faits au moment du rut de l'animal soient plus énergiques que ceux obtenus à d'autres périodes, et que ces effets soient en corrélation avec le plus ou moins de vigueur de l'animal.

Donc, pour ces liquides organiques, composition variable, et, ce qui est plus grave, altérations faciles pouvant déterminer des intoxications.

Avec notre solution de glycérophosphate de soude, nous avons composition constante et inaltérabilité assurant la sécurité du malade.

M. le docteur Chéron a soutenu la thèse paradoxale de l'action égale de toutes les injections hypodermiques, toxiques ou non. Tout le monde sait qu'une injection hypodermique donnée à doses toxiques tue sûrement en déterminant tous les phénomènes physiologiques propres au poison contenu dans la dissolution.

Donc, toutes les injections hypodermiques ne sont pas équivalentes et diffèrent d'action, suivant le corps dissous.

Notre solution de glycérophosphate de soude possède :

1° L'effet suggestif propre à toutes les injections hypodermiques ;

2° L'effet dynamique et excitant propre aux composés du phosphore ;

3° L'effet nutritif, c'est-à-dire réparateur des tissus désassimilés (substance nerveuse et tissu osseux).

Les deux derniers effets sont constants, le premier disparaissant à la longue, ainsi que pour toutes les injections hypodermiques ; son introduction à l'état aseptique dans des ampoules également aseptiques et hermétiquement closes a évité le mélange des corps antiseptiques conservateurs, qui sont mal supportés par beaucoup de malades.

Tous les médecins savent, en effet, que l'acide phénique administré par la voie hypodermique est dangereux pour les enfants.

INDICATIONS

Ces injections sont souveraines dans les CACHEXIES REBELLES, dans les *états adynamiques*, dans les lésions de la moelle et de l'encéphale, toutes les fois, enfin, qu'il est nécessaire de remonter rapidement un malade à bout de forces.

Dans les cas que nous venons de mentionner, leur effet est plus rapide que celui obtenu avec l'élixir polyglycérophosphaté.

Du reste, ces deux médicaments peuvent être administrés simultanément avec avantage, l'élixir possédant une action sur l'estomac, et, par contre, sur l'économie, qui n'est pas négligeable dans les cas que nous venons de mentionner.

DOSES

Adultes. — Une à deux seringues de 1 centimètre cube par jour.

Enfants. — Une demie ou une seringue de 1 centimètre cube par jour.

(Chaque seringue de 1 centimètre cube contient 20 centigrammes de glycérophosphate de soude qui correspondent à 37 centigrammes de phosphate de soude.)

NOTA. — Pour ouvrir une ampoule, mettre une des extrémités pointues dans l'angle postérieur formé par les branches d'un ciseau et fermer le ciseau, qui écrase la pointe ; briser de même l'autre extrémité et verser le liquide dans un godet ou dans un verre de montre propre.

Remplir une seringue Pravaz de 1 centimètre cube par aspiration et injecter en prenant toutes les précautions aseptiques voulues.

Quelquefois, dans les grands froids, si l'une des extrémités de l'ampoule est mal close, le liquide cristallise ; passer rapidement l'ampoule au-dessus de la flamme d'une lampe quelconque, la redissolution est instantanée, et la solution n'est pas chaude.

13377. — Paris. Typographie A. HENNUYER, 7, rue Darcet.

CAPSULES BRUEL

A L'ÉTHER AMYL-VALÉRIANIQUE

(VALÉRIANATE D'AMYLE)

SPÉCIFIQUE DES MALADIES NERVEUSES

ET DES

COLIQUES HÉPATIQUES

L'**Éther amyl-valérianique**, qu'il ne faut pas confondre avec l'éther valérianique, est le plus inoffensif des calmants et le plus puissant des antispasmodiques. C'est aussi le meilleur dissolvant de la cholestérine.

DÉTAIL :

G. BRUEL, PHARMACIEN
à ARROU (Eure-et-Loir)

ET DANS TOUTES LES PHARMACIES

GROS : 9 et 11, rue de la Perle, à Paris.

9 782329 151724